中医经典必读丛书

田思胜◎总主编

难经悬解 校注版

清·黄元御◎著

赵雨薇 刘 毅 田思胜◎校注

U0206388

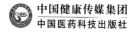
中国健康传媒集团
中国医药科技出版社

内容提要

《难经悬解》计二卷，清·黄元御撰于1756年。黄氏根据个人阅读《难经》的心得，对八十一难予以逐段注解，注文大多简要，诠释或以《内经》理论为基础，采集历代《难经》注家的学术观点加以综合。本书适合中医工作者、中医爱好者参考阅读。

图书在版编目（CIP）数据

难经悬解：校注版/（清）黄元御著；赵雨薇，刘毅，田思胜校注.—北京：中国医药科技出版社，2024.6
（中医经典必读丛书/田思胜主编）
ISBN 978－7－5214－4630－2

Ⅰ.①难… Ⅱ.①黄… ②赵… ③刘… ④田… Ⅲ.①《难经》-研究 Ⅳ.①R221.9

中国国家版本馆 CIP 数据核字（2024）第095826号

美术编辑	陈君杞
版式设计	南博文化

出版	**中国健康传媒集团** | 中国医药科技出版社
地址	北京市海淀区文慧园北路甲 22 号
邮编	100082
电话	发行：010－62227427　邮购：010－62236938
网址	www.cmstp.com
规格	880×1230mm $^1/_{32}$
印张	2 $^1/_2$
字数	60 千字
版次	2024 年 6 月第 1 版
印次	2024 年 6 月第 1 次印刷
印刷	大厂回族自治县彩虹印刷有限公司
经销	全国各地新华书店
书号	ISBN 978－7－5214－4630－2
定价	**12.00 元**

获取新书信息、投稿、为图书纠错，请扫码联系我们。

校注说明

《难经悬解》二卷，成书于1756年，是诠释《难经》的专著。作者黄元御，名玉路，字元御，一字坤载，号研农，别号玉楸子。生于公元1705年，卒于1758年，清代平度州昌邑县（今山东昌邑市）人。清代著名医学家，尊经派的代表人物，乾隆皇帝的御医，乾隆皇帝亲书"妙悟岐黄"褒奖其学识，亲书"仁道药济"概况其一生。他继承和发展了博大精深的祖国医学理论，对后世医家影响深远，被誉为"黄药师"、"一代宗师"。

黄元御出身于书香门第，自幼深受家学影响。少年时，习举子业，遍览经史著作。因用功过勤，突患眼疾，因庸医误治，左目完全失明。科举时代，五官不正，不准入仕，遭此劫难，黄元御的仕进之路被彻底断送。在哀痛之余，当地名医、好友刘太吉劝他学医，他发愤立志"生不为名相济世，亦当为名医济人"，走上了弃儒从医的道路。黄元御凭着深厚的文化功底，又得到刘太吉认真传授，苦读历代中医典籍，数年奋斗，开始悬壶济世。在行医过程中他又不断总结经验，医术精进，医名大盛，时人将之与诸城名医臧枚吉并称"南臧北黄"。

黄元御的著作，已知有十四种，医籍十一种，包括《伤寒悬解》《金匮悬解》《四圣悬枢》《四圣心源》《长沙药解》《伤寒说义》《素灵微蕴》《玉楸药解》《素问悬解》《灵枢悬解》《难经悬解》，另外尚有《周易悬象》《道德经悬解》《玉楸子堂稿》等非医学著作三种。

黄元御《难经悬解》，简明扼要，颇有发挥。冯承熙说："昌邑黄坤载先生博极群书，兼综众妙，蕴探玉版，钥启灵兰，意蕊争飞，心源默印，遂草兹玄构，以绍彼薪传，顿使榛芜路辟，匣镜尘捐，宿障云开，书疑冰释。"

此次整理以清·冯承熙同治十一年壬申（公元1872年）精校梓行本为主校本，参以道光十二年壬辰（公元1832年）阳湖张琦宛邻书屋刻本等。

校勘的具体情况如下：

1. 书为竖排繁体，现改为横排简体。异体字、古体字、通假字等均改为现行通用简化字，不出校。原本因竖排所用"右"字，现因改为横排，全改为"上"字，不出校。

2. 对底本中明确是错讹、脱漏、衍文、倒置处，予以校正，并出校记。

3. 对底本与校本互异，若难以判断是非或两义皆通者，则不改原文，而出校记并存，或酌情表示有倾向性意见；若属一般性虚词而无损文义者，或底本无误而显系校本讹误者，一般不予处理。若底本与校本虽同，但原文却有误者，予以勘正，并出校说明理由；若怀疑有误而不能肯定者，不改原文，只在校注中说明。

4. 对一些已己不分、日曰混用的字，均予以校正，不出校记。

由于水平所限，错误之处，难以避免，敬请指正。

校注者

2024 年 3 月

难经悬解自序

昔黄帝传《内经》，扁鹊作《难经》，《史·仓公传》所谓黄帝、扁鹊之脉书。黄帝脉书即《内经》，扁鹊脉书即《难经》也。妙理风生，疑丛雾散，此真千古解人！其见五脏症结，全恃乎此，不须长桑灵药，上池神水也。而《史》传载之，此子长不解耳。

扁鹊姓秦，名越人，齐勃海人也，家于郑。为医或在齐，或在赵，在齐号卢医，在赵名扁鹊。过邯郸，闻贵妇人，即为带下医。过洛阳，闻周人爱老人，即为耳目痹医。入咸阳，闻秦人爱小儿，即为小儿医。扁鹊名闻天下，其生虢太子也，天下尽以扁鹊能生死人。扁鹊曰：越人非能生死人也。此自当生者，越人能使之起耳。《史·扁鹊传》。

嗟乎！秦越人不能生死人，何今之人偏能死生人耶？天下之病，孰非当生者，遇越人而生，遇余人而死。越人，一人而已，而后世医工，自仲景以来，不知几千人也，则其当生者，万不一生矣。人无不病，医无不死，遥遥二千年中，死于兵荒刑戮者十之一，死于医药服食者十之九。天地之大德曰生，庸妄之大憝曰杀，天地之善生，不敌庸妄之善杀也，仁人君子，能无恸乎！来者悲生灵之毒祸，伤今古之奇冤，未得晏然自已也。

丙子五月，《灵枢解》成。岐黄而后，难《灵》《素》者，扁鹊耳。代天地司生者寥寥无几，代天地司杀者芸芸不绝，《难经》不可不解也。五月十六日创始，二十二日书竣。

扁鹊，千古死人也，孰知死人而生死人。扁鹊生不能生死人也，况其死乎！但使自今以往，当生者皆使之起，则扁鹊虽死，而其德大矣！

乾隆二十一年五月丙寅黄元御撰

新刻难经悬解叙

昔黄帝与岐伯、雷公、鬼臾区之伦，质疑辨难，更相问答，作《素问》《灵枢》，垂法万世。其理玄，其趣博，文约而旨丰，事近而义远，读之者且浩乎莫寻其津涯，杳乎莫测其渊深也，又孰从而难之哉！勃海秦越人，析其秘，撷其腴，著《难经》二卷，信足阐古圣之精微，为大道之津筏，后有作者，弗可及矣！

惜乎！去圣逾远，斯道逾微。虽注之者先后数十家，多出自凡庸之手，或援经引典，半涉支离，或编说绘图，适形固陋。间有一斑略识，而豹管徒窥，非无寸莛偶持，而鲸铿莫发，适以滋下土之聚讼，何足衍先哲之绪言！盖非至明者，不能究厥指归，且非至精者，不能穷其理致也。

昌邑黄坤载先生，博极群书，兼综众妙，蕴探玉版，钥启灵兰，意蕊争飞，飞源默印。遂草兹玄构，以绍彼薪传，顿使榛芜路辟，匣镜尘捐，宿障云开，书疑冰释。然而青萍结绿，识音綦难，白雪阳春，知音盖甚少，苟非广为流传，将虑久而湮没。偶得秘帙，亟付梓人，庶几斯学晦而复明，微言绝而更续，播之后代，永永无穷耳。

同治十一年壬申四月阳湖冯承熙叙

目　录

| 难经悬解卷下 |

难经悬解卷上

一　难

一难曰：十二经中，皆有动脉，独取寸口，以决五脏六腑死生吉凶之法，何谓也？然：寸口者，脉之大会，手太阴之动脉也。

难，问难也。《难经》者，问难《黄帝内经》之义也（黄帝谘歧伯，作《素问》《灵枢经》谓之《内经》）。

十二经中，皆有动脉，手太阴脉动中府、云门、天府、侠白，手阳明脉动合谷、阳溪，手少阴脉动极泉、神门，手太阳脉动天窗，手厥阴脉动劳宫，手少阳脉动禾髎，足太阴脉动箕门、冲门，足阳明脉动大迎、人迎、气街、冲阳，足少阴脉动太溪、阴谷，足太阳脉动委中，足厥阴脉动太冲、五里、阴廉，足少阳脉动听会、颔厌（皆穴名）然，答语辞。寸口者，脉之大会，以肺主气，十二经之脉动，肺气鼓之也，故肺朝百脉（十二经脉，皆朝宗于肺），而大会于寸口。寸口者，气口成寸，以决死生（《素问·经脉别论》语），故曰寸口（气口，即寸口也）。寸口三部，鱼际为寸，太渊为关，经渠为尺（皆穴名），是手太阴肺经之动脉也。四十五难，脉会太渊，亦是此义。

人一呼脉行三寸，一吸脉行三寸，呼吸定息，脉行六寸。人一日一夜，凡一万三千五百息，脉行五十度，周于身，漏水下百刻。营卫行阳二十五度，行阴亦二十五度，为一周也，故五十度复会于手太阴。寸口者，五脏六腑之所终始，故法取于寸口也。

《灵枢·五十营》：漏水下百刻，以分昼夜。人一呼脉再动，气行三寸，一吸脉亦再动，气行三寸，呼吸定息，气行六寸。十息，气行六尺。二百七十息，气行十六丈二尺，气行一周于身，下水二刻。二千七百息，气行十周于身，下水二十刻，一万三千五百息，气行五十营于身，水下百刻，凡行八百一十丈。《灵枢·营卫生会》：人受气于谷，谷入于胃，以传于肺，其清者为营，浊者为卫，营在脉中，卫在脉外，营周不休，五十而复大会。卫与营，俱行于阳二十五度（手足六阳），行于阴亦二十五度（手足六阴），一周也，故五十度而复大会于手太阴矣（会于手太阴之寸口）。经脉一日五十周，今日平旦，始于手太阴之寸口，明日平旦，又会于手太阴之寸口，此五脏六腑之所终始，故法取于寸口也。

会寸口者，营气也，故气口成寸，以决死生，但言营气。若卫气，则今日平旦，始于足太阳之睛明，明日平旦，又会于睛明，不会于寸口也。

二　难

二难曰：脉有尺寸，何谓也？然：尺寸者，脉之大要会也。从关至尺是尺内，阴之所治也，从关至鱼际是寸口内，阳之所治也。故分寸为尺，分尺为寸，故阴得尺中一寸，阳得寸内九分，尺寸始终，一寸九分，故曰尺寸也。

寸口者，脉之大要会，言是经脉中绝大之要会也。尺中主阴，寸口主阳，关上阴阳之中分也。分寸为尺者，分一尺之一寸为尺也，分尺为寸者，分一尺之九为寸也。阴得尺中之一寸，曰尺者，以一寸为一尺也，阳得寸内之九分，曰寸者，以一分为一寸也，其实尺寸始终，止得一寸九分而已。

三　难

三难曰：脉有太过，有不及，有阴阳相乘，有覆有溢，有关有格，何谓也？然：关之前者，阳之动也，脉当见九分而浮。过者，法曰太过，减者，法曰不及。遂上鱼为溢，为外关内格，此阴乘之脉也。关以后者，阴之动也，脉当见一寸而沉。过者法曰太过，减者法曰不及。遂入尺为覆，为内关外格，此阳乘之脉也。故曰覆溢，是其真脏之脉，人不病而死也。

掌内手大指根丰肉曰鱼。关前为阳脉，当见九分而浮。遂上鱼为溢，此不止九分，而浮亦乖常，是阳脉之太过者，为外关内格，此阴乘阳位之脉也。关后为阴脉，当见一寸而沉。遂入尺为覆，此不止一寸，而沉亦殊恒，是阴脉之太过者，为内关外格，此阳乘阴位之脉也。外关内格者，阴格于内而阳关于外也。内关外格者，阳格于外而阴关于内也。溢者，如水之满溢也，覆者，如墙之倾覆也。真脏之脉，胃气绝也（义详《素问·玉机真脏》）。《灵枢·终始》：人迎四盛，且大且数，名曰溢阳，溢阳为外格，外格不通，死不治。寸口四盛，且大且数，名曰溢阴，溢阴为内关，内关不通，死不治，义与此异。

四 难

四难曰：脉有阴阳之法，何谓也？然：呼出心与肺，吸入肾与肝，呼吸之间，脾受谷味也，其脉在中。浮者阳也，沉者阴也，故曰阴阳也。

阳浮而阴沉，心肺为阳，故呼出者，心肺之气也，肾肝为阴，故吸入者，肾肝之气也。呼吸之间，不浮不沉，其应在脾，是脾之受谷味，而在中者也。

心肺俱浮，何以别之？然：浮而大散者，心也，浮而短涩者，肺也。肝肾俱沉，何以别之？然：牢而长者，肝也，按之而濡，举指来实者，肾也。脾主中州，故其脉在中。是阴阳之法也。

心肺俱浮，而心则大散，肺则短涩，是肺脉浮而微沉也。肝肾俱沉，而肾则濡实，肝则牢长，是肝脉沉而微浮也。

脉有一阴一阳，一阴二阳，一阴三阳，有一阳一阴，一阳二阴，一阳三阴，如此之言，寸口有六脉俱动耶？然：此言者，非有六脉俱动也，谓浮沉长短滑涩也。浮者阳也，滑者阳也，长者阳也，沉者阴也，短者阴也，涩者阴也。所谓一阴一阳者，谓脉来沉而滑也。一阴二阳者，谓脉来沉滑而长也。一阴三阳者，谓脉来浮滑而长，时一沉也。所谓一阳一阴者，谓脉来浮而涩也。一阳二阴者，谓脉来长而沉涩也。一阳三阴者，谓脉来沉涩而短，时一浮也。各以其经所在，名病逆顺也。

各以其经所在，名病逆顺，左寸候心，右寸候肺，两关候肝脾，两尺候肾也。

5

五　难

五难曰：脉有轻重，何谓也？然：初持脉，如三菽之重，与皮毛相得者，肺部也，如六菽之重，与血脉相得者，心部也，如九菽之重，与肌肉相得者，脾部也，如十二菽之重，与筋平者，肝部也，按之至骨，举指来疾者，肾部也，故曰轻重也。

肺主皮，心主脉，脾主肉，肝主筋，肾主骨，故其脉各见其部。菽，豆也。

六　难

六难曰：脉有阴盛阳虚，阳盛阴虚，何谓也？然：浮之损小，沉之实大，故曰阴盛阳虚，沉之损小，浮之实大，故曰阳盛阴虚，是阴阳虚实之意也。

阴位于里，其脉沉，阳位于表，其脉浮。

七　难

七难曰：经言少阳之至，乍大乍小，乍短乍长，阳明之至，浮大而短，太阳之至，洪大而长，太阴之至，紧大而长，少阴之至，紧细而微，厥阴之至，沉短而敦，此六者，是平脉也？将病脉耶？然：皆王脉也。

经，《内经》。《素问·著至教论》："太阳脉至，洪大以长，少阳脉至，乍数乍疏，乍短乍长，阳明脉至，浮大而短（旧误在平人气象论），王脉，脉之得令而气王也。

其气以何月？各王几日？然：冬至后，得甲子，少阳王，复得甲子，阳明王，复得甲子，太阳王，复得甲子，太阴王，复得甲子，少阴王，复得甲子，厥阴王。王各六十日，六六三百六十日，以成一岁，此三阴三阳之王时日大要也。

一岁三百六十日，六气分王，各六十日。冬至子半阳生，始得甲子，三阳当令，夏至午半阴生，始得甲子，三阴司气。日六竟而周甲，甲六复而终岁（《素问·六节脏象论》语），六气分王六甲，而终一岁，一定之数也。

八　难

八难曰：寸口脉平而死者，何谓也？然：诸十二经脉者，皆系于生气之原。所谓生气之原者，谓十二经之根本也，谓肾间动气也。此五脏六腑之本，十二经脉之根，呼吸之门，三焦之原，一名守邪之神。故气者，人之根本也，根绝则茎叶枯矣。寸口脉平而死者，生气独绝于内也。

气根于水，肾间动气，是谓人身生气之原，五脏六腑之本，十二经脉之根，呼吸之门，三焦之原，一名守邪之神。此气者，人之根本，譬之树木，根绝则茎叶枯矣。寸口脉平而人死者，水中生气独绝于内也（守邪之神，保固真气，捍御外邪也）。

九 难

九难曰：何以别知脏腑之病？然：数者腑也，迟者脏也，数则为热，迟则为寒，诸阳为热，诸阴为寒。故以别知脏腑之病也。

腑脉数，脏脉迟，数为热，迟为寒。

十 难

十难曰：一脉十变者，何谓也？然：五邪刚柔相逢之意也。假令心脉急甚者，肝邪干心也，心脉微急者，胆邪干小肠也，心脉大甚者，心邪自干心也，心脉微大者，小肠邪自干小肠也，心脉缓甚者，脾邪干心也，心脉微缓者，胃邪干小肠也，心脉涩甚者，肺邪干心也，心脉微涩者，大肠邪干小肠也，心脉沉甚者，肾邪干心也，心脉微沉者，膀胱邪干小肠也。五脏各有刚柔邪，故令一脉辄变为十也。

一脉十变，义见《灵枢·邪气脏腑病形论》。五邪，五脏五腑之邪。刚柔，脏邪刚，腑邪柔。肝脉急，肝合胆，心脉大，心合小肠，脾脉缓，脾合胃，肺脉涩，肺合大肠，肾脉沉，肾合膀胱，刚则脉甚，柔则脉微。脏腑之邪各五，二五为十，故令一脉变为十也。此候小肠与心脉，即候心、小肠于左寸，肺、大肠于右寸之法也。

大小肠腑虽至浊，而其经自手走头，乃六阳中之至清者，故可候于两寸。后世庸愚，乃欲候二肠于两尺，狂妄极矣！

十一难

十一难曰：经言脉不满五十动而一止，一脏无气者，何脏也？然：人吸者随阴入，呼者因阳出，今吸不能至肾，至肝而还，故知一脏无气者，肾气先尽也。

经，《灵枢》。五十营：五十动而不一代者，五脏皆受气，四十动一代者，一脏无气，三十动一代者，二脏无气，二十动一代者，三脏无气，十动一代者，四脏无气，不满十动一代者，五脏无气。人吸者随阴入，呼者

因阳出，今吸不能至肾，至肝而还，则五十动中必见代
止，故知一脏无气者，肾气先尽也。由肾而肝，由肝而
脾，由脾而心，由心而肺，其次第也。

十二难

十二难曰：经言五脏脉已绝于内，用针者反实其外，
五脏脉已绝于外，用针者反实其内，内外之绝，何以别
之？然：五脏脉已绝于内者，肾肝脉绝于内也，而医反
补其心脉，五脏脉已绝于外者，心肺脉绝于外也，而医
反补其肾肝。阳绝补阴，阴绝补阳，是谓实实虚虚，损
不足而补有余。如此死者，医杀之耳。

经，《灵枢》。九针十二原：五脏之气已绝于内，而
用针者反实其外，是谓重竭，重竭则必死，其死也静。
五脏之气已绝于外，而用针者反实其内，是谓逆厥，逆
厥则必死，其死也躁。肝肾为阴，心肺为阳，阳在外，
阴在内，绝于内者，肾肝之气也，绝于外者，心肺之
气也。

十三难

十三难曰：经言见其色而不得其脉，反得相胜之脉

者即死，得相生之脉者病即自已，色之与脉，当参相应，为之奈何？然：五脏有五色，皆见于面，亦当与寸口尺内相应。假令色青，其脉当弦而急，色赤，其脉浮大而散，色黄，其脉中缓而大，色白，其脉浮涩而短，色黑，其脉沉濡而滑。此所谓五色之与脉，当参相应也。

经，《灵枢》。邪气脏腑病形：色青者，其脉弦，赤者，其脉钩，黄者，其脉代，白者，其脉毛，黑者，其脉石。见其色而不得其脉，反得其相胜之脉则死矣，得其相生之脉则病已矣（濡、软同）。

脉数，尺之皮肤亦数，脉急，尺之皮肤亦急，脉缓，尺之皮肤亦缓，脉涩，尺之皮肤亦涩，脉滑，尺之皮肤亦滑。

此段，《灵枢·邪气脏腑病形》文。

五脏各有声色臭味，当与寸口尺内相应，其不应者，病也。假令色青，其脉浮涩而短，若大而缓，为相胜，浮大而散，若小而滑，为相生也。经言知一为下工，知二为中工，知三为上工，上工者十全九，中工者十全八，下工者十全六，此之谓也。

肝木色青，浮涩而短，肺脉，胜肝者也，大而缓，脾脉，肝所胜也，浮大而散，心脉，肝所生也，小而滑，肾脉，生肝者也。经言知一为下工六语，亦邪气脏腑病形文。

十四难

十四难曰：脉有损至，何谓也？然：一呼再至曰平，三至曰离经，四至曰夺精，五至曰死，六至曰命绝，此至之脉也。何谓损？然：一呼一至曰离经，二呼一至曰夺精，三呼一至曰死，四呼一至曰绝命，此损之脉也。至脉从下上，损脉从上下也。

至脉从下上，自下而升也。损脉从上下，自上而降也。

损脉之为病奈何？然：一损损于皮毛，皮聚而毛落，二损损于血脉，血脉虚少，不能荣于五脏六腑也，三损损于肌肉，肌肉消瘦，饮食不能为肌肤，四损损于筋，筋缓不能自收持，五损损于骨，骨痿不能起于床。反此者，至脉之病也。从上下者，骨痿不能起于床者死，从下上者，皮聚而毛落者死。

肺主皮毛，心主血脉，脾主肌肉，肝主筋，肾主骨，损脉从上下，骨痿不起者，自肺而之肾也，至脉从下上，皮聚毛落者，自肾而之肺也。

治损之法奈何？然：损其肺者，益其气，损其心者，调其营卫，损其脾者，调其饮食，适其寒温，损其肝者，缓其中，损其肾者，益其精，此治损之法也。

肝病者，木郁土贼，腹满里急，故宜缓其中。

脉有一呼再至，一吸再至，有一呼三至，一吸三至，有一呼四至，一吸四至，有一呼五至，一吸五至，有一呼六至，一吸六至，有一呼一至，一吸一至，有再呼一至，再吸一至。脉来如此，何以别知其病也？

损至之脉有轻重，则病亦不同，应有分别之法。

然：脉来一呼再至，一吸再至，不大不小曰平。一呼三至，一吸三至，为适得病，前大后小，即头痛目眩，前小后大，即胸满短气。一呼四至，一吸四至，病欲甚，脉洪大者苦烦满，沉细者腹中痛，滑者伤热，涩者，中雾露。一呼五至，一吸五至，其人当困，沉细夜加，浮大昼加，不大不小，虽困可治，其有大小者，为难治。一呼六至，一吸六至，为死脉也，沉细夜死，浮大昼死。

前谓寸，后谓尺，寸大尺小，浊气上逆，故头痛目眩，寸小尺大，清气下陷，肝脾不升，则肺胃不降，故胸满短气。脉洪大者，苦烦满，胆胃上逆而火升也（胆木化气相火）。沉细者，腹中痛，肝脾下陷而木贼也。滑者，伤热，温气内郁而肝病也。涩者，中雾露，寒气外袭而肺病也。夜为阴，昼为阳，沉细阴盛故夜加，浮大阳盛故昼加，甚者则死也。

一呼一至，一吸一至，名曰损，人虽能行，犹当着床，所以然者，血气皆不足故也。再呼一至，再吸一至，名曰无魂，无魂者，当死也，人虽能行，名曰行尸。

无魂，魂绝而神败也。

上部有脉，下部无脉，其人当吐，不吐者死。上部无脉，下部有脉，虽困无能为害。所以然者，人之有尺，譬如树之有根，枝叶虽枯槁，根本将自生，脉有根本，人有元气，故知不死。

饮食不消，停蓄中脘，阳遏不降，故上部有脉，下部无脉，当吐之则愈。

若非吐证，而见此脉者，是根本败竭，法主死也。

十五难

十五难曰：经言春脉弦，夏脉钩，秋脉毛，冬脉石，是王脉耶？将病脉也？然：弦、钩、毛、石者，四时之脉。春脉弦者，肝东方木也，万物始生，未有枝叶，故其脉之来，濡弱而长，故曰弦。夏脉钩者，心南方火也，万物之所茂，垂枝布叶，皆下曲如钩，故其脉之来，来疾去迟，故曰钩。秋脉毛者，肺西方金也，万物之所终，草木花叶，皆秋而落，其枝独在，若毫毛也，故其脉之来，轻虚以浮，故曰毛。冬脉石者，肾北方水也，万物之所藏也，极冬之时，水凝如石，故其脉之来，沉濡而滑，故曰石。此四时之脉也。

经，《素问·玉机真脏论》。

如有变奈何？然：春脉弦，反者为病。何谓反？然：其气来实强，是谓太过，病在外，气来虚微，是谓不及，病在内。气来厌厌聂聂，如循榆叶曰平，益实而滑，如循长竿曰病，急而劲益强，如新张弓弦曰死。春脉微弦曰平，弦多胃气少曰病，但弦无胃气曰死，春以胃气为本。

《素问·平人气象论》：平肺脉来，厌厌聂聂，如落榆荚，曰肺平。

夏脉钩，反者为病，何谓反？然：气来实强，是谓太过，病在外，气来虚微，是谓不及，病在内。脉来累累如环，如循琅玕曰平，来而益数，如鸡举足曰病，前曲后居，如操带钩曰死。夏脉微钩曰平，钩多胃气少曰病，但钩无胃气曰死。夏以胃气为本。

平人气象论：实而益数，如鸡举足，曰脾病。

秋脉毛，反者为病。何谓反？然：其气来实强，是谓太过，病在外，气来虚微，是谓不及，病在内。其脉来蔼蔼如车盖，按之益大曰平，不上不下，如循鸡羽曰病，按之萧索，如风吹毛曰死。秋脉微毛曰平，毛多胃气少曰病，但毛无胃气曰死，秋以胃气为本。

仲景脉法，脉蔼蔼如车盖者，名曰阳结也。

冬脉石，反者为病。何谓反？然：气来实强，是谓太过，病在外，气来虚微，是谓不及，病在内。脉来上大下兑，濡滑如雀之喙曰平，啄啄连属，其中微曲曰病，来如解索，去如弹石曰死。冬脉微石曰平，石多胃气少曰病，但石无胃气曰死，冬以胃气为本。

平人气象论：锐坚如鸟之喙，曰脾死。喘喘连属，其中微曲，曰心病。

胃者，水谷之海，主禀四时，皆以胃气为本，是谓四时之变病，生死之要会也。脾者，中州也，其平和不可得见，衰乃见耳，来如雀之喙，如水之下漏，是脾衰之见也。

主禀四时，四时所禀也。此篇引玉机真脏、平人气象二论，而语微颠倒。

十六难

十六难曰：脉有三部九候，有阴阳，有轻重，有六十首，一脉变为四时，离圣久远，各自是其法，何以别之？然：是其病，有内外证。

三部九候，见十八难。阴阳，见四难。轻重，见五难。六十首，《素问·方盛衰论》：圣人持诊之道，先后阴阳而持之，奇恒之势，乃六十首，盖上古诊法也。一脉变为四时，即十五难春弦、夏钩、秋毛、冬石也。脉法不一，离圣久远，人各自是其法，何以别其是非长短也？是其病，有内外证，言凡病，但以内外之证验之，自得其真，不必拘拘于诸法也。

其病为之奈何？然：假令得肝脉，其外证善洁，面青，善怒，其内证脐左有动气，按之牢若痛，其病满闭，溲便难，四肢转筋。有是者，肝也，无是者，非也。

肝脉弦，其色青，其志怒（凡物稍不如意则怒生，是为善洁），其位在脐左，其主筋，其性疏泄。风木郁遏，疏泄不行，则腹满便闭，前后皆阻，四肢转筋也。

假令得心脉，其外证面赤，口干，善笑，其内证脐上有动气，按之牢若痛，其病烦心，心痛，掌中热而啘。有是者，心也，无是者，非也。

心脉钩，其色赤，其声笑，其位在脐上。啘，呕而无物，心烦作恶也。

假令得脾脉，其外证面黄，善噫，善思，善味，其内证当脐上有动气，按之牢若痛，其病腹胀满，食不消，体重节痛，怠惰嗜卧，四肢不收。有是者，脾也，无是者，非也。

脾脉代（脾脉缓，随四时更代，弦、钩、毛、石之中而有缓象，是即脾脉，脾不主时也），其色黄，其志思，其主味，其位当脐，其主四肢。脾为太阴湿土，湿旺脾郁，不能消化水谷，则腹满食停（脾郁腹满，则胃气上逆，而生哕噫），体重节痛（湿流关节），怠惰嗜卧（脾土困倦，则欲卧眠），四肢不收也。

假令得肺脉，其外证面白，善嚏，悲愁不乐，欲哭，其内证脐右有动气，按之牢若痛，其病喘咳，洒淅寒热。有是者，肺也，无是者，非也。

肺脉毛，其色白，其窍鼻，肺气逆冲，出于鼻窍，则为嚏。其志悲，其声哭，其位在脐右，其藏气，肺气阻逆，则生喘咳。其主皮毛，皮毛感伤，则生寒热（洒淅，皮毛振悚）。

假令得肾脉，其外证色黑，善恐欠，其内证脐下有动气，按之牢若痛，其病逆气，小腹急痛，泄而下重，足胫寒而逆。有是者，肾也，无是者，非也。

肾脉石，其色黑，其志恐，其性蛰藏。日暮阴隆，肾气上引，阳将蛰而未蛰，阴引而下，阳引而上，则为欠，欠者，开口呵气也。其位在脐下，木生于水，水寒不能生木，甲木上拔，则病逆气，乙木下冲，则小腹急痛，泄而下重。其主骨髓，骨髓失温，则足胫寒逆也。

十七难

十七难曰：经言病或有死，或有不治自愈，或连年月不已，其生死存亡，可切脉而知之耶？然：可尽知也。

经，《素问》脉要精微、平人气象诸论。

诊病若闭目不欲见人者，脉当得肝脉强急而长，而反得肺脉浮短而涩者，死也。

肝窍于目，闭目不欲见人，肝木陷也，故当得肝脉，而反得肺脉者，死，金克木也。

病若开目而渴，心下牢者，脉当得紧实而数，而反得沉濡而微者，死也。

肝胆同气，开目而渴，心下牢者，胆木上逆也，故当得胆脉，而反得肾脉者，死，胆木化气于相火，水克火也。

病若吐血，复鼽衄血者，脉当沉细，而反浮大而牢者，死也（鼽，音求）。

吐血、衄血，肺胃上逆，收气不行也，而反得心脉者，死，火克金也。

病若谵言妄语，身当有热，脉当洪大，而反手足厥冷，脉沉细微者，死也。

谵言妄语，心火上炎也，故身当有热，脉当洪大，而反得肾脉者，水克火也。水胜火熄而谵言者，神败也，是以死。

病若大腹而泄者，脉当微细而涩，反紧大而滑者，死也。

大腹而泄者，脾土湿陷而木贼也，微细而涩，肺脉也，而反得肝脉者，死，木克土也。

十八难

十八难曰：脉有三部，部有四经，手有太阴阳明，足有太阳少阴，为上下部，何谓也？然：手太阴阳明，金也，足少阴太阳，水也，金生水，水流下行而不能上，故在下部也。足厥阴少阳，木也，生手太阳少阴火，火炎上行而不能下，故为上部。手心主少阳火，生足太阴阳明土，土主中宫，故在中部也。此皆五行子母更相生养者也。

脉有三部，寸、关、尺也。部有四经，两寸，心、肺、二肠，两关，肝、胆、脾、胃，两尺，肾、膀胱、心主、三焦也。手太阴肺阳明大肠，金也（右寸），生足少阴肾足太阳膀胱水（左尺），水流下行而不能上，故在下部。足厥阴肝少阳胆，木也（左关。其实肝脾见于左关，胆胃见于右关），生手太阳小肠手少阴心火（左寸），火炎上行而不能下，故为上部。手心主包络少阳三焦，火也（右尺），生足太阴脾足阳明胃土（右关），土主中宫，故在中部也。

脉有三部九候，各何所主之？然：三部者，寸、关、尺也。九候者，浮、中、沉也。上部法天，主胸以上至头之有疾也，中部法人，主膈下至脐之有疾也，下部法地，主脐下至足之有疾也。审而刺之者也。

《素问·三部九候》法与此不同。

人病有沉滞久积聚，可切脉而知之耶？然：诊病在右胁有积聚，得肺脉结，脉结甚则疾甚，结微则积微。诊不得肺脉，而右胁有积气者，何也？然：肺脉虽不见，右手脉沉伏。其外痼疾同法耶？将异也？然：结者，脉来去时一止，无常数，名曰结也。伏者，脉行筋下也。浮者，脉在肉上行也。左右表里，法皆如此。假令脉结伏者，内无积聚，脉浮结者，外无痼疾，有积聚脉不结伏，有痼疾脉不浮结，而脉不应病，病不应脉，是为死病也。

脏病曰积，腑病曰聚。

十九难

十九难曰：脉有逆顺，男女有恒，而反者，何谓也？然：男子生于寅，寅为木，阳也，女子生于申，申为金，阴也，故男脉在关上，女脉在关下，是以男子尺脉恒弱，女子尺脉恒盛，是其常也。反者，男得女脉，女得男脉也。

男子生于寅，女子生于申，男一岁起丙寅，顺行二岁丁卯，以阳生于子，子至寅而三阳成也。女一岁起壬申，逆行二岁辛未，以阴生于午，午至申而三阴成也（命家起小运法），寅木生火，火炎上，故男脉在关上，申金生水，水流下，故女脉在关下，是以男子尺脉恒弱，寸脉恒盛，女子尺脉恒盛，寸脉恒弱，是其常也。反者，男得女脉，寸弱而尺盛也，女得男脉，尺弱而寸盛也。

其为病何如？然：男得女脉为不足，病在内，左得之，病在左，右得之，病在右，随脉言之也。女得男脉为太过，病在四肢，左得之，病在左，右得之，病在右，随脉言之，此之谓也。

男得女脉，以阳而变阴，故为不足。阴盛于内，故病在内。女得男脉，以阴而变阳，故为太过，阳盛于四肢，故病在四肢。

二十难

二十难曰：经言脉有伏匿，伏匿于何脏而言伏匿耶？然：谓阴阳更相乘，更相伏也。脉居阴部，而反阳脉见者，为阳乘阴也，脉虽时沉涩而短，此谓阳中伏阴也，脉居阳部，而反阴脉见者，为阴乘阳也，脉虽时浮滑而长，此谓阴中伏阳也。

阳脉而见阴来，谓之阳中伏阴，阴脉而见阳来，谓之阴中伏阳。

重阳者狂，重阴者癫。脱阳者见鬼，脱阴者目盲。

重阳者狂，木火之阳旺也，重阴者癫，金水之阴旺也。心主喜，肝主怒，狂者木火有余，故多喜怒。肾主恐，肺主悲，癫者金水有余，故多悲恐。脱阳者阴旺，鬼，阴类也，故见之。肝窍于目，缘肝藏血，血舍魂，魂化神，魂神升发，而生光明，上开双窍，则为两目。阴者，阳之宅也，阴脱宅倾，神魂散亡，是以目盲。名曰脱阴，而实脱阴中之阳气也。

二十一难

二十一难曰：经言人形病脉不病曰生，脉病形不病曰死，何谓也？然：人形病脉不病，非有不病者也，谓息数不应脉数也，此大法。

形病脉不病，非有不病，此以诊者息数不调，不应脉数也。

二十二难

二十二难曰：经言脉有是动，有所生病，一脉辄变为二病者，何也？然：经言是动者，气也，所生病者，血也。邪在气，气为是动，邪在血，血为所生病。

经，《录枢·经脉》也。

气主呴之，血主濡之，气留而不行者，为气先病也，血滞而不濡者，为血后病也，故先为是动，后所生也。

气留则血滞，故气先病而血后病。

二十三难

二十三难曰：手足三阴三阳脉之度数，可晓以不？然：手三阳之脉，从手至头，长五尺，五六合三丈。手三阴之脉，从手至胸中，长三尺五寸，三六一丈八尺，五六三尺，合二丈一尺。足三阳之脉，从足至头，长八尺，六八四丈八尺，足三阴之脉，从足至胸，长六尺五寸，六六三丈六尺，五六三尺，合三丈九尺。人两足跷脉，从足至目，长七尺五寸，二七一丈四尺，二五一尺，合一丈五尺。督脉，任脉，各长四尺五寸，二四八尺，二五一尺，合九尺。凡脉长一十六丈二尺，此所谓经脉长短之数也。

此引《灵枢·脉度》文。

经脉十二，络脉十五，何始何穷也？然：经脉者，行血气，通阴阳，以荣于身者也。其始从中焦注手太阴阳明，阳明注足阳明太阴，太阴注手少阴太阳，太阳注足太阳少阴，少阴注手心主少阳，少阳注足少阳厥阴，厥阴复还注手太阴。别络十五，皆因其原，如环无端，转相灌溉，朝于寸口、人迎，以处百病，而决死生也。

经脉十二相注之次，见《灵枢·经脉》。别络十五别走之道，见《灵枢·经别》，络脉之行，皆与经脉同原，而别交他经，如环无端，转相灌溉，而悉朝于寸口、人迎（人迎，足阳明动脉，在喉旁），以处百病，而决死生也。

经曰：明知终始，阴阳定矣，何谓也？然：知终始者，脉之纪也。寸口、人迎，阴阳之气，通于朝使，如环无端，故曰始也。终者，三阴三阳之脉绝，绝则死，死各有形，故曰终也。

《灵枢·终始》：凡刺之道，毕于终始，明知终始，五脏为纪，阴阳定矣。朝，朝宗也。使，使道也（即经隧也），三阴三阳之脉绝则死，死各有形，故曰终，是谓十二经终。详见《灵枢·终始》（亦载《素问·诊要经终》）。

二十四难

二十四难曰：手足三阴三阳气已绝，何以为候？可知其吉凶否？然。足少阴气绝，则骨枯。少阴者，冬脉也，伏行而温于骨髓。故骨髓不温即肉不着骨，骨肉不相亲即肉濡而却，肉濡而却，故齿长而枯，发无润泽，无润泽者，骨先死，戊日笃，己日死。

肾主骨，其荣发。戊笃己死，土胜水也。

足太阴气绝，则脉不荣其口唇。口唇者，肌肉之本也。脉不荣则肌肉不滑泽，肌肉不滑泽则人中满，人中满则唇反，唇反则肉先死，甲日笃，乙日死。

脾主肉，其荣唇，甲笃乙死，木胜土也。人中满，旧讹作肉满，依《灵枢》改。

足厥阴气绝，则筋缩引卵与舌卷。厥阴者，肝脉也，肝者，筋之合也，筋者，聚于阴器而络于舌本。故脉不荣即筋缩急，筋缩急即引卵与舌，故舌卷卵缩，此筋先死，庚日笃，辛日死。

肝主筋，聚于阴器而终于舌本，庚笃辛死，金胜木也。

手太阴气绝，则皮毛焦。太阴者，肺也，行气温于皮毛者也。气弗荣则皮毛焦，皮毛焦则津液去，津液去则皮节伤，皮节伤则皮枯毛折，毛折者则毛先死。丙日笃，丁日死。

肺主皮，其荣毛。丙笃丁死，火胜金也。

手少阴气绝，则脉不通，脉不通，则血不流，血不流，则色泽去，故面黑如黎，此血先死，壬日笃，癸日死。

心主脉，其荣色。壬笃癸死，水胜火也。

五阴气俱绝，则目眩转，转则目瞑。目瞑者，为失志，失志者，则志先死，志先死，则远一日半死矣。

五阴，五脏之阴也。五脏主藏五神，目瞑不见，神败光失也。

六阳气俱绝，则阴与阳相离，阴阳相离，则腠理泄，绝汗乃出，大如贯珠，转出不流，即气先死，旦占夕死，夕占旦死。

六阳，六腑之阳也。阳主外卫，阳亡表泄，故出绝汗。此篇全引《灵枢·病传》文（旧误在经脉中），而字句微异。其讹舛之甚者，依《灵枢》正之。

二十五难

二十五难曰：有十二经，五脏六腑十一耳，其一经，何等经也？然：一经者，手少阴与心主别脉也。心主与三焦为表里，俱有名而无形，故言经有十二也。

心主，手厥阴心包络也，与手少阳三焦为表里。

二十六难

二十六难曰：三焦何禀何主？何始何终？其治常在何许？可晓以不？然：三焦者，水谷之道路，气之所终始也。上焦者，在心下，下膈，当胃上口，主内而不出，其治在膻中，玉堂下一寸六分，直两乳间陷者是。中焦者，在胃中脘，不上不下，主腐熟水谷，其治在脐旁。下焦者，在脐下，当膀胱上口，主分别清浊，出而不内，以传导也，其治在脐下一寸。故名曰三焦，其府在气街。

膻中者，《素问·十二脏相使》：膻中者，臣使之官，喜乐出焉，《灵枢·胀论》：膻中者，心主之宫城也，膻中即心包所在。玉堂，任脉穴，气街，足阳明穴，其府在气街，府，气府也，《素问·气府论》：经络腧穴，气之府也。气街，气之道路也，《灵枢·标本》：胸气有街。腹气有街，头气有街，胫气有街。盖气之所聚会曰府，气之所通达曰街。足阳明，脏腑之原，多血多气，故独有气街之名。三焦下腧，并足太阳之经，下行胸中，出于委阳（见《灵枢·本输》），路由阳明之气街（在毛际两旁），是亦三焦之气府也。三焦之经，为手少阳三焦相火，生脾胃而化水谷，全赖乎此。故上焦主受纳饮食，中焦主腐化水谷，下焦主传输便溺，所谓决渎之官，水道出焉（十二脏相使语），缘其火足土燥，蒸水化气，气降水生，注于膀胱，而后水道能出也。

二十七难

二十七难曰：经有十二，络有十五，余三络者，是何等络也？然：有阳络，有阴络，有脾之大络。阳络者，阳跷之络也，阴络者，阴跷之络也，故络有十五焉。

十五络，见《灵枢·经别》。本以督脉之别、任脉之别与脾之大络，合为十五，不数阴阳二跷，与此不同。

二十八难

二十八难曰：脉有奇经八脉者，不拘于十二经，何谓也？然：有阳维，有阴维，有阳跷，有阴跷，有冲，有督，有任，有带之脉。凡此八脉者，皆不拘于经，故曰奇经八脉也。

不拘于经，不与经脉同行也。

经有十二，络有十五，凡二十七气，相随上下，何独不拘于经也？然：圣人图设沟渠，通利水道，以备不然。天雨下降，沟渠满溢，当此之时，霶霈妄行，圣人不能复图也，此络脉满溢，诸经不能复拘也。

十二经脉，各有疆界，自经脉而入奇经，则经脉不能复拘。譬之天雨下降，沟渠满溢，霶霈妄行，不拘井田分画之旧制也。

二十九难

二十九难曰：其奇经八脉者，既不拘于十二经，皆何起何经也？然：督脉者，起于下极之腧，并于脊里，上至风府，入属于脑。

下极，篡后之屏翳穴，即会阴也。督行于背，自脊里而上风府（督脉穴名），入于脑中。

任脉者，起于中极之下，以上毛际，循腹里，上关元，至咽喉，上颐，循面，入目，络舌。

中极，任脉穴名。任行于腹，自腹里而上关元（任脉穴名），升于头上。

冲脉者，起于气冲，并足阳明之经，挟脐上行，至胸中而散。

并足阳明之经，《素问·经络论》作少阴之经（旧本误在骨空论）按，冲脉起于足阳明之气冲，上会横骨、大赫等十一穴，皆足少阴经也。

带脉起于季胁，回身一周。

回，绕也。

阳跷脉者，起于跟中，循外踝上行，入风池也。

阳跷，足太阳之别，起于足太阳之申脉，循外踝上行，入于足少阳之风池也。

阴跷脉者，亦起于跟中，循内踝上行，至咽喉，交贯冲脉。

阴跷，足少阴之别，起于足少阴之照海，循内踝，上至咽喉，而交冲脉。

阳维、阴维者，维络于身，故阳维起于诸阳会，阴维起于诸阴交也。

阳维、阴维，维络于身，阳维主一身之表，起于诸阳会，足太阳之金门也，阴维主一身之里，起于诸阴交，足少阴之筑宾也。

比于圣人，图设沟渠，沟渠满溢，流于深湖，故圣人不能拘通也。而人脉隆盛，入于八脉，而不环周，溢蓄不能环流灌溉诸经者也，故十二经亦不能拘之。其受邪气，蓄则肿热，砭射之也。

八脉者，十二经之络脉也。经脉隆盛，入于八脉，则溢蓄于外，不能灌溉诸经，故经脉不能拘之。其受邪气感袭，则表阳蓄积，而生肿热，宜以砭石泻之也。

三十难

三十难曰：奇经之为病何如？然：阴跷为病，阳缓而阴急。阳跷为病，阴缓而阳急。冲之为病，逆气而里急。督之为病，脊强而厥。任之为病，其内苦结，男子七疝，女子瘕聚。带之为病，腹满，腰溶溶如坐水中。阳维为病苦寒热。阴维为病苦心痛。阳维维于阳，阴维维于阴，阴阳不能自相维，则怅然失志，溶溶不能自收持。此奇经八脉之为病也。

阴跷行于髃里，病则外缓而内急。阳跷行于髃外，病则内缓而外急。冲行于身前，病则经气上冲，逆气而里急。督则行于身后，病则经脉失荣，脊强而身厥。任为诸阴之宗，阳根下潜，蛰藏于此，阳泄根拔，寒凝气结，男子则为七疝，女子则为瘕聚。带脉环腰如带，横束诸经，病则带脉不束，腹满，腰冷溶溶，若坐水中。阳维主一身之表，病则表伤而苦寒热。阴维主一身之里，病则里伤而苦心痛。盖阳维维于诸阳，阴维维于诸阴，若阴阳不能自相维，则怅然失志，溶溶不能自收持，表里漾越，丧其保障故也。

难经悬解卷上终

难经悬解卷下

三十一难

三十一难曰：营气之行，常与卫气相随不？然：经言人受气于谷，谷入于胃，以传于肺，五脏六腑皆以受气，其清者为营，浊者为卫，营行脉中，卫行脉外，营周不休，五十而复大会，阴阳相贯，如环无端，故知营卫相随也。

此引《灵枢·营卫生会》文。营自平旦起于手太阴之气口，五十度而复会于气口，卫气自平旦起于足太阳之晴明，五十度而复会于晴明，本不同道，曰相随者，言其并行于经中也。若宗气，则与营气相随耳（胸中大气曰宗气），义详《灵枢》营气、卫气诸篇。

三十二难

三十二难曰：五脏俱等，而心肺俱在膈上者，何也？然：心者血，肺者气，血为营，气为卫，相随上下，谓之营卫，通行经络，营周于外，故令心肺在膈上也。

在脏腑曰气血，在经络曰营卫。

三十三难

三十三难曰：肝青象木，肺白象金，肝得水而沉，木得水而浮，肺得水而浮，金得水而沉，其义何也？然：夫肝者，非为纯木也。乙，角也，庚之柔，大言阴与阳，小言夫与妇，释其微阳，而吸其微阴之气，其意乐金，又行阴道多，故令肝得水而沉也。肺者，非为纯金也。辛，商也，丙之柔，大言阴与阳，小言夫与妇，释其微阴，婚而就火，其意乐火，又行阳道多，故令肺得水而浮也。肺热而复沉，肝热而复浮者，何也？故知辛当归庚，乙当归甲也。

乙与庚合，其意乐金，又自水位上升，是行于阴道多也，故肝得水沉。辛与丙合，其意乐火，又自火位下降，是行于阳道多也，故肺得水浮。及至肺热而复沉，肝热而复浮，则是辛金终当归庚，乙木终当归甲也。

三十四难

三十四难曰：五脏各有声、色、臭、味，皆可晓知以不？然：十变言肝色青，其臭臊，其味酸，其声呼，其液泣，心色赤，其臭焦，其味苦，其声言，其液汗，脾色黄，其臭香，其味甘，其声歌，其液涎，肺色白，其臭腥，其味辛，其声哭，其液涕，肾色黑，其臭腐，其味咸，其声呻，其液唾，是五脏声色臭味也。

肝主五色，心主五臭，脾主五味，肺主五声，肾主五液。

五脏有七神，各何所主也？然：脏者，人之神气所舍藏也，故肝藏魂，肺藏魄，心藏神，脾藏意与智，肾藏精与志也。

魂魄神意智精志，是谓七神。

三十五难

三十五难曰：五脏各有所腑，皆相近，而心肺独去大肠小肠远者，何谓也？然：经言心营肺卫，通行阳气，故居在上，大肠、小肠，传阴气而下，故居在下，所以相去而远也。

心肺行其精华，故居于上，二肠传其糟粕，故居于下，因而相去之远也。

又谓，腑者，皆阳也，清净之处，今大肠小肠，胃与膀胱皆受不净，其义何也？然：诸腑者，谓是非也。

经言小肠者，受盛之腑也。大肠者，传泻行道之腑也。胆者，清净之腑也。胃者，水谷之腑，膀胱者，津液之腑。一腑犹无两名，故知非也。小肠者，心之腑，大肠者，肺之腑，胃者，脾之腑，胆者，肝之腑，膀胱者，肾之腑。小肠为赤肠，大肠为白肠，胆者为青肠，胃者为黄肠，膀胱者为黑肠，下焦所治也。

谓是非也，谓其如是则非也。经，《素问·十二脏相使》（王冰改为灵兰秘典）据《内经》所言，清净之腑，唯有胆也。其余皆受水谷，而传渣滓，何得清净！一腑并无两名，经之所言，即今之所称，故知此谓非也。盖腑者，五脏之府库也。诸腑皆谓之肠，是肠则传导糟粕而下，悉属下焦所治，下为浊阴，故受不净也。

三十六难

三十六难曰：脏各有一耳，肾独有两者，何也？然：肾两者，非皆肾也，其左者为肾，右者为命门。命门者，诸精神之所舍，原气之所系也，男子以藏精，女子以系胞，故知肾有一也。

火降于右，水升于左，故左者为肾，右者为命门。命门者，神根于此，精藏于中，是一身原气之所系也。男子以之藏精，女子以之系胞，《素问·腹中论》胞络者，系于肾是也。

三十七难

三十七难曰：脏唯有五，腑独有六者，何也？然：所以腑有六者，谓三焦也。有原气之别焉，主持诸气，有名而无形，其经属手少阳，此外腑也，故言腑有六焉。

肾为原气之正，三焦为原气之别。外腑，谓在诸腑之外也。按，《灵枢·本脏》曰三焦膀胱厚，三焦膀胱薄，是有形也，与此不同。

三十八难

三十八难曰：经言腑有五，脏有六者，何也？然：六腑者，止有五腑也。然五脏亦有六脏者，谓肾有两脏也，其左为肾，右为命门。命门者，谓精神之所舍也，男子以藏精，女子以系胞，其气与肾通，故言脏有六也。腑有五者，何也？然：五脏各一腑，三焦亦是一腑，然不属于五脏，故言腑有五焉。

其气与肾通，命门之阳气通于肾也。

三十九难

三十九难曰：肝独有两叶，以何应也？然：肝者，东方木也，木者，春也，万物之始生，其尚幼小，意无所亲，去太阴尚近，离太阳尚远，犹有两心，故令有两叶，亦应木叶也。

心为阳中之太阳，肾为阴中之太阴（见《素问·六节脏象论》）。

四十难

四十难曰：经言肝主色，心主臭，脾主味，肺主声，肾主液。鼻者肺之候，而反知香臭，耳者肾之候，而反闻声，其意何也？然：肺者，西方金也，金生于己，己者南方火，火者心，心主臭，故令鼻知香臭。肾者，北方水也，水生于申，申者西方金，金者肺，肺主声，故令耳闻声。

心主臭，火也，肺金开窍于鼻，而内有己火，故能知臭。肺主声，金也，肾水开窍于耳，而内有申金，故能闻声。

四十一难

四十一难曰：五脏之气，于何发起？通于何许？可晓以不？然：五脏者，尝内阅于上七窍也，故肺气通于鼻，鼻和则知香臭矣，肝气通于目，目和则知黑白矣，脾气通于口，口和则知谷味矣，心气通于舌，舌和则知五味矣，肾气通于耳，耳和则知五音矣。五脏不和，则七窍不通，六腑不和，则留结为聚。

尝内阅于上七窍也，旧讹作当上阅于九窍也，以《灵枢》改正之（张洁古认真，九窍添三焦之气通于喉，喉和则声鸣矣二句，谬妄不通）。

经言气独行于五脏，不荣于六腑者，何也？然：夫气之行，如水之流，不得息也，故阴脉荣于五脏，阳脉荣于六腑，如环无端，莫知其纪，终而复始。其流溢之气，内温于脏腑，外濡于腠理。

其流溢之气，旧讹作而不覆溢人气，依《灵枢》正之。

邪在六腑，则阳脉不和，阳脉不和则气留之，气留之则阳脉盛矣。邪在五脏，则阴脉不和，阴脉不和则血留之，血留之则阴脉盛矣。阴气太盛，则阳气不得相荣也，故曰格。阳气太盛，则阴气不得相荣也，故曰关。

阴阳俱盛，不得相荣也，故曰关格，关格者，不得尽其命而死矣。

气无独行而不相荣者，其不相荣者，邪客之也。阴盛格阳于外，曰格，阳盛关阴于内，曰关。

此篇全引《灵枢·脉度》文。

四十二难

四十二难曰：人肠胃长短，受水谷多少，各几何？然：唇至齿，长九分，口广二寸半。齿以后至会厌，深三寸半，大容五合。舌重十两，长七寸，广二寸半。咽门重十两，广二寸半，至胃长一尺六寸。喉咙重十二两，广二寸，长一尺二寸，九节。胃重二斤十四两，纡曲屈伸，长二尺六寸，大一尺五寸，径五寸，容谷二斗，水一斗五升。小肠重二斤十四两，长三丈二尺，广二寸半，径八分分之少半，左回叠积十六曲，容谷二斗四升，水六升三合合之大半。大肠重二斤十二两，长二丈一尺，广四寸，径一寸半，当脐右回叠积十六曲，盛谷一斗，水七升半。肛门重十二两，大八寸，径二寸大半，长二尺八寸，受谷九升三合八分合之一。膀胱重九两二铢，纵广九寸，受溺九升八合。此肠胃长短，受水谷之数也。

会厌在喉咙上，所以分司气管食管之开阖者。肛门，谓广肠下至肛门，即直肠也。

此引《灵枢·肠胃》文。

肝重四斤四两，左三叶，右四叶，凡七叶，主藏魂。心重十二两，中有七孔三毛，盛精汁三合，主藏神。脾重二斤三两，扁广三寸，长五寸，有散膏半斤，主裹血，温五脏，主藏意。肺重三斤三两，六叶两耳，凡八叶，主藏魄。肾有两枚，重一斤二两，主藏志。胆在肝之短叶间，重三两二铢，盛精汁三合。

魂、神、意、魄、精，是谓五神。

四十三难

四十三难曰：人不食饮者，七日而死，何也？然：胃大一尺五寸，径五寸，长二尺六寸，横屈受水谷三斗五升，其中长留谷二斗，水一斗五升。小肠大二寸半，径八分分之少半，长三丈二尺，受谷二斗四升，水六升三合合之大半。回肠大四寸，径一寸半，长二丈一尺，受谷一斗，水七升半。广肠大八寸，径二寸半，长二尺八寸，受谷九升三合八分合之一。肠胃凡长五丈八尺四寸，合受水谷九斗二升一合八分合之一。此肠胃所受水谷之数也（此段旧误在四十二难中。依《灵枢》正之）。人胃中常留谷二斗，水一斗五升。平人日再至圊，一行二升半，日中五升，七日五七三斗五升，而水谷尽矣，故平人不食饮七日而死者，水谷津液俱尽，即死矣。

此篇全引《灵枢·平人绝谷》文。

四十四难

四十四难曰：七冲门何在？然：唇为飞门，齿为户门，会厌为吸门，胃为贲门，太仓下口为幽门，大肠小肠会为阑门，下极为魄门，故曰七冲门也。

冲，要也。贲与奔同，胃之上口，水谷下奔之路也。太仓，胃也。幽门，胃之下口，即小肠上口。阑门，小肠下口，即大肠上口。下极，谓会阴穴，在前后二阴之间，会阴之后，即魄门，二十九难督脉起于下极之腧，即此。

四十五难

四十五难曰：经言八会者，何也？然：腑会太仓，脏会季胁，筋会阳陵泉，髓会绝骨，血会膈俞，骨会大杼，脉会太渊，气会三焦外一筋直两乳内也。热病在内者，取其会之气穴也。

太仓，胃也，地当任脉之中脘，胃为六腑之长，故腑会于此，季胁，足厥阴之章门，脾之募也，脾为五脏之长，故脏会于此。阳陵泉，足少阳穴，肝胆主筋，故筋会于此。绝骨，外踝上光骨，当足少阳之悬钟。膈俞，足太阳穴。大杼，亦足太阳穴，在大椎上。太渊，手太阴穴，三焦，上焦地在外一筋直两乳之内，当任脉之膻中，宗气在此，三焦之上原也。热病在内者，取其所会之气穴，以泻其热也。

四十六难

四十六难曰：老人卧而不寐，少壮寐而不寤者，何也？然：经言少壮者，血气盛，肌肉滑，气道通，营卫之行，不失其常，故昼日精，夜不寤。老人血气衰，肌肉不滑，营卫之道涩，故昼日不能精，夜不能寐也，故知老人不能寐也。

《灵枢·营卫生会篇》。

四十七难

四十七难曰：人面独能耐寒者，何也？然：人头者，诸阳之会也，诸阴脉皆至颈、胸中而还，独诸阳脉皆上至头耳，故令面耐寒也。

此难，《灵枢·邪气脏腑病形篇》其面不衣一段。足之三阴，自足走胸（其上者，至颈而止），手之三阴，自胸走手（手少阴，上挟咽），手之三阳，自手走头，足之三阳，自头走足，惟手足三阳，皆上至头，是诸阳之所会也。

四十八难

四十八难曰：人有三虚三实，何谓也？然：有脉之虚实，有病之虚实，有诊之虚实也。脉之虚实者，濡者为虚，紧牢者为实。病之虚实者，出者为虚，入者为实，言者为虚，不言者为实，缓者为虚，急者为实。诊之虚实者，濡者为虚，牢者为实，痒者为虚，痛者为实，外痛内快，则为外实内虚，内痛外快，为内实外虚。

自内而外出者为虚，内先损伤也。自外而内入者为实，外先感袭也。缓者，气松缓也。急者，气迫急也。

四十九难

四十九难曰：有正经自病，有五邪所伤，何以别之？然，忧愁思虑则伤心，形寒饮冷则伤肺，恚怒气逆，上而不下则伤肝，饮食劳倦则伤脾，久坐湿地，强力入水则伤肾，是正经自病也。

久坐湿地，则湿土贼水，强力汗出入水，水入汗孔化湿，亦能贼水，故皆伤肾。

何谓五邪？然：有中风，有伤暑，有饮食劳倦，有伤寒，有中湿，此之谓五邪。

五邪，皆自外至者。

假令心病，何以知中风得之？然：其色当赤。何以言之？肝主色，自入为青，入心为赤，入脾为黄，入肺为白，入肾为黑，肝为心邪，故知当赤色也。其病身热，胁下满痛，其脉浮大而弦。

肝脉行于两胁。心脉浮大，肝脉弦。

何以知伤暑得之？然：当恶臭。何以言之？心主臭，自入为焦臭，入脾为香臭，入肺为腥臭，入肾为腐臭，入肝为臊臭，故知心病伤暑得之，当恶臭也。其病身热而烦，心痛，其脉浮大而散。

心脉浮大而散。

何以知饮食劳倦得之？然：当喜苦味也。虚为不欲食，实为欲食。何以言之？脾主味，自入为甘，入肺为辛，入肾为咸，入肝为酸，入心为苦，故知脾邪入心，为喜苦味也。其病身热而体重嗜卧，四肢不收，其脉浮大而缓。

土湿则体重。脾倦则嗜卧。中气不运，四肢失禀，

45

则纵缓不收。脾脉缓。

何以知伤寒得之？然：当谵言妄语。何以言之？肺主声，自入为哭，入肾为呻，入肝为呼，人心为言，入脾为歌，故知肺邪入心，为谵言妄语也。其病身热，洒洒恶寒，甚则喘咳，其脉浮大而涩。

肺脉涩。

何以知中湿得之？然：当喜汗出不可止。何以言之？肾主液，自入为唾，入肝为泣，入心为汗，入脾为涎，入肺为涕，故知肾邪入心，为汗出不可止也。其病身热，小腹痛，足胫寒而逆，其脉沉濡而大。此五邪之法也。

肾脉沉濡。

五十难

五十难曰：病有虚邪，有实邪，有贼邪，有微邪，有正邪，何以别之？然：从后来者为虚邪，从前来者为实邪，从所不胜来者为贼邪，从所胜来者为微邪，自病为正邪。何以言之？假令心病，中风得之为虚邪，伤暑得之为正邪，饮食劳倦得之为实邪，伤寒得之为微邪，中湿得之为贼邪。

心为火，假令心病，中风木邪，火所由生也，是自后来。伤暑火邪，是为自病。饮食劳倦土邪，火之所由生也，是从前来。伤寒金邪，是从所胜来。中湿水邪，是从所不胜来也。

五十一难

五十一难曰：病有欲得温者，有欲得寒者，有欲见人者，有不欲见人者，而各不同，病在何脏腑也？然：病欲得寒，而欲见人者，病在腑也。病欲得温，而不欲见人者，病在脏也。何以言之？腑者阳也，阳病欲得寒，又欲见人，脏者阴也，阴病欲得温，又欲闭户独处，恶闻人声，故以别知脏腑之病也。

阳病热，阴病寒，阳病动，阴病静，其性然也。

五十二难

五十二难曰：腑脏发病，根本等不？然：不等也。其不等奈何？脏病者，止而不移，其病不离其处，腑病者，仿佛贲响，上下流行，居处无常，故以此知脏腑根本不同也。

仿佛者，游移无定之象。贲响，贲走而鸣转也。

五十三难

五十三难曰：病有积，有聚，何以别之？然：积者，阴气也，聚者，阳气也，故阴沉而伏，阳浮而动。气之所积名曰积，气之所聚名曰聚，积者五脏所生，聚者六腑所成。积者，阴气也，其发有常处，其痛不离其部，上下有所终始，左右有所穷处，聚者，阳气也，其始发无根本，上下无所留止，其痛无常处，故以是别知积聚也。

此申明上章之义。

五十四难

五十四难曰：五脏之积，各有名乎？以何月何日得之？然：肝之积，名曰肥气，在左胁下，如覆杯，有头足，久不愈，令人发咳逆，痎（通痎）疟，连岁不已，以季夏戊己日得之。何以言之？肺病传肝，肝当传脾，脾季夏适王，王者不受邪，肝复欲还肺，肺不肯受，故留结为积，故知肥气以季夏戊己日得之。

肝位在左胁，肝胆同气，咳逆，胆火逆刑肺金也。痎疟，胆火闭于重阴之中，鼓动欲出，而阴邪外束，故生寒栗，及其郁蒸透发，则寒变而为热也。

心之积，名曰伏梁，起脐上，大如臂，上至心下，久不愈，令人病烦心，以秋庚辛日得之。何以言之？肾病传心，心当传肺，肺秋适王，王者不受邪，心复欲还肾，肾不肯受，故留结为积，故知伏梁以秋庚辛日得之。

心位在脐上。

脾之积，名曰痞气，在胃脘，覆大如盘，久不愈，令人四肢不收，发黄疸，饮食不为肌肤，以冬壬癸日得之。何以言之？肝病传脾，脾当传肾，肾以冬适王，王者不受邪，脾复欲还肝，肝不肯受，故留结为积，故知痞气以冬壬癸日得之。

脾位在中脘。

肺之积，名曰息贲，在右胁下，覆大如杯，久不已，令人洒淅寒热，喘咳，发肺壅，以春甲乙日得之。何以言之？心病传肺，肺当传肝，肝以春适王，王者不受邪，肺复欲还心，心不肯受，故留结为积，故知息贲以春甲乙日得之。

肺位在右胁。息贲，喘息奔逆也。

肾之积，名曰贲豚，发于少腹，上至心下，若豚状，或上或下无时，久不已，令人喘逆，骨痿少气，以夏丙丁日得之。何以言之？脾病传肾，肾当传心，心以夏适王，王者不受邪，肾复欲还脾，脾不肯受，故留结为积，故知贲豚以夏丙丁日得之。此五积之要法也。

肾位在少腹，贲豚发作，状如豚奔，上至心下，痛苦欲死，故日贲豚。

五十五难

五十五难曰：经言七传者死，间脏者生，何谓也？然：七传者，传其所胜也。间脏者，传其子也。何以言之？假令心病传肺，肺传肝，肝传脾，脾传肾，肾传心，一脏不再伤，故言七传者死也。间脏者，传其所生也。假令心病传脾，脾传肺，肺传肾，肾传肝，肝传心，是子母相传，周而复始，如环无端，故言生也。

间脏者，不传所胜，隔二脏而传其所生也。

五十六难

五十六难曰：脏病难治，腑病易治，何谓也？然：脏病所以难治者，传其所胜也，腑病易治者，传其子也，与七传、间脏同法也。

脏病之难治者，传其所胜也，腑病之易治者，传其所生也。脏病深，故传所胜，腑病浅，故传所生。盖平人无病，皆传所生，腑病轻微，未至乖常失度，彼此克贼，故传其所生，与平人相同也。

五十七难

五十七难曰：泄凡有几？皆有名不？然：泄凡有五，其名不同，有胃泄，有脾泄，有大肠泄，有小肠泄，有大瘕泄，名曰后重。胃泄者，饮食不化，色黄。脾泄者，腹胀满，泄注，食即呕吐逆。大肠泄者，食已窘迫，大便色白，肠鸣切痛。小肠泄者，溲而便脓血，少腹痛。大瘕泄者，里急后重，数至圊而不便，茎中痛。此五泄之法也。

胃泄者，甲木之克戊土也。胃以受盛为职，乘以甲木之邪，胃腑郁迫，水谷莫容，则生吐泄。伤寒阳明少阳之泄，皆此证也。脾泄者，乙木之贼己土也。脾土湿寒，不能蒸水化气，水谷并下，脾湿愈滋，土陷木遏，肝气不达，风木冲决，开其后窍，则生泄注。内伤之泄，皆此证也。食则呕吐逆者，脾陷则胃逆也。大肠泄者，金敛而木不泄也。乙木陷于大肠，上达无路，欲冲后窍而出，而大肠敛之，不得畅泄，故窘迫欲后，肠鸣而痛切也。大便白者，金色也。小肠泄者，寒水郁其丙火也。小肠以丙火而化寒水，水寒生泄，不过大便溏注而已，不作脓血也。病则丙火不化寒水，郁于湿土之中（丙火不化寒水，因于土湿），内热淫蒸，脓血腐化。寒水绝其上源，故溲溺淋涩。风木郁冲，故小腹痛作也。大瘕泄者，水土之郁陷也。水土湿寒，阴气凝结，瘕块累生。乙木不得温升，陷冲后窍，而疏泄失政，未能顺下，故溲便频数，里急后重，而粪溺艰涩不利也。

泄虽有五，唯胃泄为胆胃病，其四皆脾肝之证，而癸水之寒，乃其根本也。

五十八难

五十八难曰：伤寒有几？其脉有变不？然：伤寒有五，有中风，有伤寒，有湿温，有热病，有温病，其所苦各不同。

中风，风伤卫也，伤寒，寒伤营也，详仲景《伤寒》。湿温，中湿而发热者也。热病，暑病也，即仲景暍病。温病，春月而病感者也。《素问》热病，即温病之发于夏月者（评热病论：先夏至者为病温，后夏至者为病暑是也），与此不同。

中风之脉，阳浮而滑，阴濡而弱。湿温之脉，阳濡而弱，阴小而急。伤寒之脉，阴阳俱甚而紧涩。热病之脉，阴阳俱浮，浮之而滑，沉之散涩。温病之脉，行在诸经，不知何经之动也，各随其经之所在而取之。

温病各经不同，行在于诸经之中，不知何经之动也，各随其经之所在而取之。温病不过六经，而经随日传，六日而尽，须逐日诊之，难以预定也（温病一日太阳，二日阳明，三日少阳，四日太阴，五日少阴，六日厥阴。法详《素问·热论》）。

伤寒有汗出而愈，下之而死者，有汗出而死，下之而愈者，何也？然：阳虚阴盛，汗出而愈，下之即死，阳盛阴虚，汗出而死，下之而愈。

阳虚阴盛，下则亡阳，故可汗愈，阳盛阴虚，汗则亡阴，故可下愈。

寒热之病，候之如何也？然：皮寒热者，皮不可近席，毛发焦，鼻槁，不得汗。肌寒热者，皮肤痛，唇舌槁，无汗。骨寒热者，病无所安，汗注不休，齿本槁痛。

此段引《灵枢·寒热病》文。

五十九难

五十九难曰：狂癫之病，何以别之？然：狂之始发，少卧而不饥，自高贤也，自辩智也，自贵倨也，妄笑好歌乐，妄行不休是也。癫病始发，意不乐，直视僵仆，其脉三部阴阳俱盛是也。

此引《灵枢·癫狂》文。

六十难

六十难曰：头心之病，有厥痛，有真痛，何谓也？
然：手三阳之脉，受风寒，伏留而不去者，则名厥头痛，
入连在脑者，名真头痛。其五脏相干，名厥心痛，其痛
甚，但在心，手足清者，即名真心痛。其真心痛者，旦
发夕死，夕发旦死。

此难《灵枢·厥病》厥病真头痛，头痛甚，脑尽痛，
手足寒至节，死不治。

六十一难

六十一难曰：经言望而知之谓之神，闻而知之谓之
圣，问而知之谓之工，切而知之谓之巧，何谓也？然：
望而知之者，望见其五色，以知其病。闻而知之者，闻
其五音，以别其病。问而知之者，问其所欲五味，以知
其病所起所在。切脉而知之者，诊其寸口，视其虚实，
以知病在何脏腑也。经言以外知之曰圣，以内知之曰神，
此之谓也。

以外知之，验其外而知之也。以内知之，洞其内而
知之也。

六十二难

六十二难曰：脏井荥有五，腑独有六者，何谓也？然：腑者阳也，三焦行于诸阳，故置一腧，名曰原，所以腑有六者，亦与三焦共一气也。

五脏五腧，井、荥、俞、经、合也，六腑六腧，井、荥、俞、原、经、合也，详见《灵枢·本输》。腑有六腧者，以五腑之外，又有三焦一腑，故多置一原穴以配之，此亦与三焦共一气也。

六十三难

六十三难曰：十变言五脏六腑荥合，皆以井为始者，何谓也？然：井者，东方木也，万物之始生，故蚑行喘息，蜎飞蠕动，当生之物，莫不以春生，故岁数始于春，日数始于甲，故以井为始也。

荥合以井为始，义详《灵枢·本输》。蚑行喘息，蜎飞蠕动，谓行息飞动，一切诸虫也。

六十四难

六十四难曰：十变又言阴井木，阳井金，阴荥火，阳荥水，阴俞土，阳俞木，阴经金，阳经火，阴合水，阳合土，阴阳皆不同，其意何也？然：是刚柔之事也。阴井乙木，阳井庚金，阳井庚，庚者，乙之刚也，阴井乙，乙者，庚之柔也。乙为木，故言阴井木也，庚为金，故言阳井金也。余皆仿此。

阴井木，阳井金，义详《灵枢·本输》

六十五难

六十五难曰：经言所出为井，所入为合，其法奈何？然：所出为井，井者，东方春也，万物始生，故言所出为井，所入为合，合者，北方冬也。阳气入藏，故言所入为合也。

万物出于春，井之义也。阳气入于冬，合之义也。

六十六难

六十六难曰：经言肺之原，出于太渊，心之原，出于大陵，肝之原，出于太冲，脾之原，出于太白，肾之原，出于太溪，少阴之原，出于兑骨，胆之原，出于丘墟，胃之原，出于冲阳，三焦之原，出于阳池，膀胱之原，出于京骨，大肠之原，出于合谷，小肠之原，出于腕骨，十二经皆以俞为原者，何也？然：五脏俞者，三焦之所行，气之所留止也。三焦所行之俞为原者，何也？然：脐下肾间动气者，人之生命也，十二经之根本也，故名曰原。三焦者，原气之别使也，主通行三气，经历于五脏六腑。原者，三焦之尊号也，故所止辄为原。五脏六腑之有病者，皆取其原也。

肺之原，出于太渊五句，义见《灵枢·九针十二原》，此皆五脏之俞穴也，左右各一，共十穴，连膏之原，肓之原（膏之原，出于鸠尾。肓之原，出于脖胦）合为十二原。少阴之原，出于兑骨，谓神门也。手少阴无俞，所谓心之原出于大陵者，皆手厥阴之俞也（义见《灵枢·逆顺肥瘦》，旧本误在邪客），故此补少阴之原句。胆之原，出于丘墟六句，义见《灵枢·本输》，此皆六腑之原穴也。十二经皆以俞为原者，谓九针十二原中，皆以五脏之俞穴为原，非谓六腑也。以五脏之俞，乃三焦之所行，是其气所留止，故称曰原。盖肾间动气，一身之原气也。三焦者，肾中原气之别使，行于上下三焦，经历五脏六腑之俞穴，其所留止，辄谓之原，以其原于动气间而得名也。

六十七难

六十七难曰：五脏六腑，各有井、荥、俞、经、合，皆何所主？然：经言所出为井，所流为荥，所注为俞，所行为经，所入为合。井主心下满，荥主身热，俞主体重节痛，经主喘咳寒热，合主逆气而泄，此五脏六腑井荥俞经合所主病也。

六十八难

六十八难曰：五脏募皆在阴，俞皆在阳者，何谓也？然：阴病行阳，阳病行阴，故令募在阴，俞在阳也。

五脏之募皆在腹，肝之募期门，心之募巨阙，脾之募章门，肺之募中府，肾之募京门，俞皆在背，总出于足太阳之经。背为阳，腹为阴，阴病必行于阳，阳病必行于阴，故令募在于腹，俞在于背也。以募者，脏中阳气之所结也，是以阳病行于阴，俞者，脏中阴气之所输也，是以阴病行于阳也。

六十九难

六十九难曰：经言虚者补之，实者泻之，不虚不实，以经取之，何谓也？然：虚者补其母，实者泻其子，当先补之，然后泻之。不实不虚，以经取之者，是正经自生病，不中他邪也，当自取其经，故言以经取之。

经，《灵枢·经脉》。自取其经，取其本经，不取其子母也。

七十难

七十难曰：经言春夏刺浅，秋冬刺深者，何谓也？然：春夏者，阳气在上，人气亦在上，故当浅取之，秋冬者，阳气在下，人气亦在下，故当深取之。

经，《素问》四时刺逆从论诸篇。

春夏各致一阴，秋冬各致一阳者，何谓也？然：春夏温，必致一阴者，初下针，沉之至肾肝之部，得气，引而持之阴也。秋冬寒，必致一阳者，初内针，浅而浮之至心肺之部，得气，推而内之阳也。是谓春夏必致一阴，秋冬必致一阳也。

肾肝之部，筋骨也。心肺之部，皮脉也。

七十一难

七十一难曰：经言刺营无伤卫，刺卫无伤营，何谓也？然：针阳者，卧针而刺之，刺阴者，先以左手摄按所针荣俞之处，气散乃内针，是谓刺营无伤卫，刺卫无伤营也。

卫为阳，营为阴，刺卫者，卧针而刺之，则不伤营，卫行脉外，针入浅也。刺营者，先以左手摄按所针荣俞之处，卫气开散乃内针，则不伤卫，营行脉中，针入虽深，而未伤及卫也。

七十二难

七十二难曰：经言能知迎随，气可令调，调气之方，必在阴阳，何谓也？然：所谓迎随者，知营卫之流行，经脉之往来也，随其逆顺而取之，故曰迎随。调气之方，必在阴阳者，知其内外表里，随其阴阳而调之，故曰调气之方，必在阴阳。

经，《灵枢》终始，九针十二原。往者为逆，来者为顺，明知逆顺，正行无问。迎而夺之，恶得无虚，追而济之，恶得无实，迎之随之，以意和之是也。

七十三难

七十三难曰：诸井者，肌肉浅薄，气少不足使也，刺之奈何？然：诸井者，木也，荥者，火也，火者木之子，当刺井者，以荥泻之。故经曰补者不可以为泻，泻者不可以为补，此之谓也。

诸井穴在手足指端，经脉初发，肌肉浅薄，气少不足使用，当刺者，泻其荥穴，以荥火者，井木之子，所谓实者泻其子也。井穴宜补不宜泻，是故经云补者不可以为泻，泻者不可以为补也。

七十四难

七十四难曰：经言春刺井，夏刺荥，季夏刺俞，秋刺经，冬刺合者，何也？然：春刺井者，邪在肝，夏刺荥者，邪在心，季夏刺俞者，邪在脾，秋刺经者，邪在肺，冬刺合者，邪在肾。其肝、心、脾、肺、肾而系于春、夏、秋、冬者，何也？然：五脏一病，辄有五也。假令肝病，色青者肝也，臊臭者肝也，喜酸者肝也，喜呼者肝也，喜泣者肝也，其病众多，不可尽言也，四时有数，而并系于春夏秋冬者，针之要妙，在于秋毫者也。

《灵枢·刺法》，冬刺井，春刺荥，夏刺俞，长夏刺经，秋刺合，与此不同。

井为木，春刺井者，以其邪在肝木也。荥为火，夏刺荥者，以其邪在心火也。俞为土，季夏刺俞者，以其邪在脾土也。经为金，秋刺经者，以其邪在肺金也。合为水，冬刺合者，以其邪在肾水也。然五脏一病，辄有五条，未可拘也。假令肝病，色青者肝也，肝主色也，臊臭者肝也，而中有心病，心主臭，入肝为臊也，喜酸者肝也，而中有脾病，脾主味，入肝为酸也，喜呼者肝也，而中有肺病，肺主声，入肝为呼也，喜泣者肝也，而中有肾病，肾主液，入肝为泣也。其病众多，不可尽言，虽四时有数，并系于春夏秋冬（刺法系于四时），而针之要妙，则在于秋毫之间，其变无穷也。

七十五难

七十五难曰：经言东方实，西方虚，泻南方，补北方，何谓也？然：金木水火土，当更相平。东方木也，西方金也，木欲实，金当平之，火欲实，水当平之，土欲实，木当平之，金欲实，火当平之，水谷实，土当平之。东方者，肝也，则知肝实，西方者，肺也，则知肺虚。泻南方火，补北方水，南方火，火者，木之子也，北方水，水者，木之母也，水胜火，子能令母实，母能令子虚，故泻火补水，欲令金得平木也。经曰不得治其虚，何问其余！此之谓也。

火者木之子，子能令母实，故泻其子。水者木之母，母能令子虚，故补其母。泻火补水，使木气不实，则金得平之矣。

七十六难

七十六难曰：何谓补泻？当补之时，何以取气？当泻之时，何以置气？然：当补之时，从卫取气，当泻之时，从营置气。其阳气不足，阴气有余，当先补其阳，而后泻其阴，阴气不足，阳气有余，当先补其阴，而后泻其阳，营卫通行，此其要也。

置，舍置也。卫气收敛，故从卫取气。营性疏泄，故从营置气。

七十七难

七十七难曰：经言上工治未病，中工治已病者，何谓也？然：所谓治未病者，见肝之病，则知肝当传之于脾，故先实其脾气，无令得受肝之邪也，故曰治未病焉。中工治已病者，见肝之病，不晓相传，但一心治肝，故曰治已病也。

肝病传脾，克其所胜也。

七十八难

七十八难曰：针有补泻，何谓也？然：补泻之法，非必呼吸出内针也。知为针者，信其左，不知为针者，信其右。当刺之时，必先以左手厌按所针之处，弹而怒之，爪而下之。其气之来，如动脉之状，顺针而刺之。得气，推而内之，是谓补，动而伸之，是谓泻。不得气，乃与男外女内。不得气，是谓十死不治也。

补者候呼内针，候吸出针，泻者候吸内针，候呼出针，此补泻之恒法耳。持针，右手也，而刺法之妙，全在左手，故知为针者，信其左手，不知为针者，信其右手。当刺之时，必先以左手厌（同压），按所针之处，以指弹而怒之，以爪引而下之，以致其气。其气之来，如动脉之状，然后顺针而刺之，此方是右手事耳。针下得气，推其针而内入之，是谓补，动其针而引伸之，是谓泻。若不得气，乃与男外女内以求之。仍不得气，是谓十死不治也。

七十九难

七十九难曰：经言迎而夺之，安得无虚，随而济之，安得无实，虚之与实，若得若失，实之与虚，若有若无，何谓也？然：迎而夺之者，泻其子也，随而济之者，补其母也。假令心病，泻手心主俞，是谓迎而夺之者也，补手心主井，是谓随而济之者也。所谓实之与虚者，濡牢之意也。气来实牢者为得，濡虚者为失，故曰若得若失也。

经，《灵枢·九针十二原》。心为火，荣亦为火，泻手心主俞土，火之子也，是谓迎而夺之，补手心主井木，火之母也，是谓随而济之。手少阴无俞，故取手心主。

八十难

八十难曰：经言有见如入，有见如出者，何谓也？然：所谓有见如入者，谓左手见气来至乃内针，针入见气尽乃出针，是谓有见如入，有见如出也。

有见如入，有见如出，有所见而入，有所见而出也。

八十一难

八十一难曰：经言无实实，无虚虚，损不足而益有余，是寸口脉耶？将病自有虚实也？其损益奈何？然：是非谓寸口脉也，谓病自有虚实也。假令肝实而肺虚，肝者木也，肺者金也，金木当更相平，当知金平木。假令肺实，故知肝虚，微少气，用针不补其肝，而反重实其肺，故曰实实虚虚，损不足而益有余。此者，中工之所害也。

　　肺金克肝木者，常也，假令肝实而肺虚，则当助金以平木。假令肺实，则肝气必虚矣，若不补其肝，而反实其肺，是实其实，虚其虚，损不足而益有余。若此者，乃中工之所害也。

难经悬解卷下终